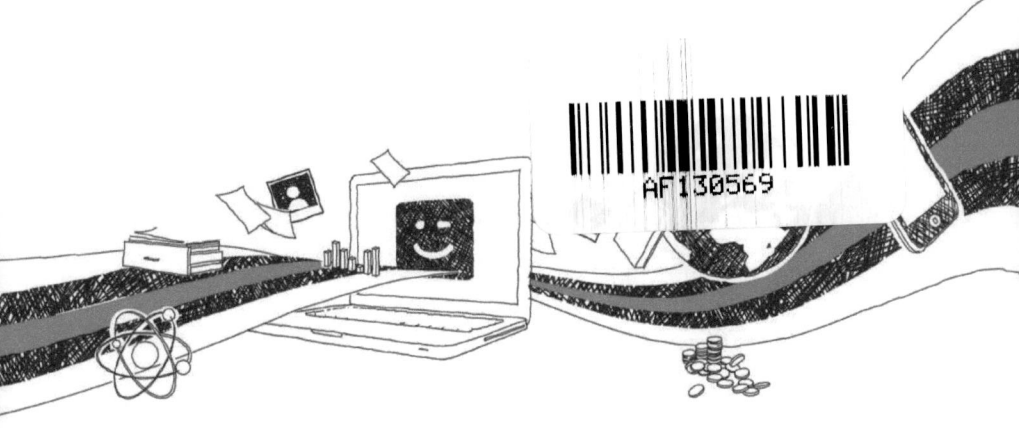
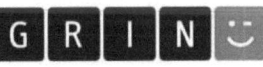

Verhaltensänderung des Essverhaltens in Hinblick auf eine Gewichtsreduktion

GRIN

Bibliografische Information der Deutschen Nationalbibliothek:

Die Deutsche Nationalbibliothek verzeichnet diese Publikation in der Deutschen Nationalbibliografie; detaillierte bibliografische Daten sind im Internet über http://dnb.d-nb.de abrufbar.

ISBN: 9783389006283
Dieses Buch ist auch als E-Book erhältlich.

© GRIN Publishing GmbH
Trappentreustraße 1
80339 München

Druck und Bindung: Books on Demand GmbH, Norderstedt Germany
Gedruckt auf säurefreiem Papier aus verantwortungsvollen Quellen

Das vorliegende Werk wurde sorgfältig erarbeitet. Dennoch übernehmen Autoren und Verlag für die Richtigkeit von Angaben, Hinweisen, Links und Ratschlägen sowie eventuelle Druckfehler keine Haftung.

Das Buch bei GRIN: https://www.grin.com/document/1461440

Hausarbeit

Studiengang	M.A. Prävention- und Gesundheitsmanagement
Studienmodul	Gewichtsmanagement II
Termin Lehrveranstaltung (siehe Ergebnisdokumentation)	14.02.-16.02.2024
Aufgabe	Verhaltensänderung des Essverhaltens in Hinblick auf eine Gewichtsreduktion

Inhaltsverzeichnis

1 Einleitung

1.1 Personenbeschreibung

Die ausgewählte Person, im Folgenden Patientin genannt, ist 36 Jahre alt, 1,67 m groß und wiegt 85 kg. Bei einem BMI von 30,5 kg/m² liegt nach der Weltgesundheitsorganisation (2000) eine Adipositas Grad I vor. Die Patientin ist verheiratet und hat zwei Kinder im Alter von zwei und vier Jahren. Da ihr Mann überwiegend im Home Office arbeitet und die Kinder tagsüber im Kindergarten sind, kann sie ihrer Tätigkeit als Projektleiterin in einem IT-Unternehmen voll nachgehen. Aufgrund ihrer Position im Unternehmen ist sie einer hohen Arbeitsbelastung ausgesetzt. Sie hat sehr häufig mit langen Arbeitszeiten und Überstunden zu kämpfen, ihre Tätigkeiten finden überwiegend im Sitzen statt, so dass Bewegung im Alltag kaum vorhanden ist.

Ein strukturierter Alltag ist für die Patientin sehr wichtig. Sie beschreibt sich jedoch als stressanfällig, wenig ausgeglichen und äußert das Bedürfnis nach einer gesünderen Lebensweise. Gute Ernährungsgewohnheiten bleiben auf der Strecke und auch sportliche Aktivitäten werden in letzter Zeit zunehmend vernachlässigt. Vor der Geburt ihrer Kinder ging sie gerne ins Fitnessstudio und besuchte Kurse. Soziale Aktivitäten kann sie kaum noch wahrnehmen, da ihr Beruf und die Kinder kaum Zeit für andere Aktivitäten lassen. Einmal in der Woche geht sie mit ihrem Mann in ein Restaurant, um dem Stress zu entfliehen, und konsumiert dabei gelegentlich alkoholische Getränke. Außerdem gibt es in der Familie eine Vorgeschichte von Herz-Kreislauf-Erkrankungen.

1.2 Ausgangssituation

Im Eingangsgespräch berichtet die Patientin von einem überfüllten Alltag, wenig Zeit für sportliche Aktivitäten und schlechten Essgewohnheiten. Sie berichtet von unregelmäßigen Mahlzeiten, vielen Snacks zwischendurch, der Gewohnheit, sich vor der Arbeit etwas beim Bäcker oder To Go zu kaufen. Zum Kochen selbst findet sie keine Zeit, auch die bewusste Entscheidung, sich für das Essen Zeit zu nehmen, fällt ihr schwer. Sie bezeichnet sich selbst als „emotionale Esserin". Unter Stress greift sie schnell zu gekauften Backwaren, zuckerhaltigen Getränken oder zu Snacks, die in der Büroküche angeboten werden. Auf die Frage, wie lange sie dieses Verhalten schon an den Tag legt, antwortet sie, dass sich die vielen kleinen Mahlzeiten zwischendurch seit ihrer Beförderung zur Führungskraft häufen. Mit der Zunahme des Arbeitsstresses sei auch die Anzahl der Mahlzeiten gestiegen. Nach Aussage der Patientin ist dieses Verhalten schon seit der Schulzeit zu beobachten. Sobald die stressige Prüfungsphase begann, brauchte sie ständig etwas zu essen, wobei sie eher zu Chips und Schokolade als zu Obst und Gemüse griff. Früher konnte sie die Gewichtszunahme in Grenzen halten, weil sie sich sportlich betätigte. Doch seit die Kinder auf der Welt sind, fühlt sie sich zunehmend unwohl in ihrem Körper, auch die „Schwangerschaftspfunde" machen ihr zu schaffen.

Die Patientin ist sich ihres Übergewichts und ihres aktuellen Gesundheitszustandes bewusst. Der Wunsch nach Veränderung ist groß, sie möchte ihr Wohlfühlgewicht von 65 kg, wie vor der Geburt der Kinder, wieder erreichen. Ihr Hauptanliegen ist ein stressfreier Alltag, eine Verbesserung der eigenen Gesundheit in Verbindung mit einer Gewichtsreduktion und einer Steigerung der körperlichen Aktivität.

2 Verhaltensanalyse

2.1 SORKC-Schema

Zu Beginn einer Verhaltenstherapie wird in der Regel eine Verhaltensanalyse durchgeführt, die nicht nur das beobachtbare Verhalten des Patienten analysiert, sondern auch Gefühle, Gedanken, körperliche Vorgänge und äußere Umwelteinflüsse mit einbezieht. In der kognitiven Verhaltenstherapie spielt das SORKC-Schema von Kanfer und Saslow (1965) eine zentrale Rolle. In der Praxis wird das Modell verwendet, um eine situationsspezifische Analyse des Verhaltens durchzuführen. Das Schema wird zur Strukturierung der diagnostischen und therapeutischen Arbeit und zur systematischen Beobachtung von Veränderungszielen hinsichtlich der Bedingungen und Auswirkungen von Problemverhalten eingesetzt (Stromberg & Zickenheiner, 2021).

Die Komponenten des SORKC-Modells sind S (= Stimulus), O (= Organismus), R (= Reaktion), K (= Kontingenz), C (= Konsequenz). Unter S werden die Auslöser, die Bedingungen des situationsspezifischen Verhaltens beschrieben. Die Organismusvariable (O) fasst alle relevanten biologischen, physiologischen, bisherigen psychosozialen Bedingungen zusammen, die auf die Person einwirken. Daraus resultiert eine bestimmte Reaktion (R), das Problemverhalten, das auf kognitiver, physiologischer, emotionaler und behavioraler Ebene stattfinden kann. Der Reaktion folgt eine Konsequenz (C), die sich auf das Auftreten von Verstärkung oder Bestrafung als Folge des Verhaltens bezieht. Die Kontingenz (K) beschreibt, wie häufig eine Konsequenz auf eine Reaktion folgt (Stromberg & Zickenheiner, 2021; Caspar, Pjanic & Westermann, 2018).

Die folgende Tabelle zeigt die Beschreibung der einzelnen Komponenten des Schemas:

Tab. 1: Komponenten des SORKC-Schemas (eigene Darstellung)

S – Stimulus	Beschreibt die Lebenssituation (den Auslöser), in die das problematische Verhalten des Patienten eingebunden ist.
O – Organismus	Bezeichnet die Charakteristika des Patienten, die auf den Stimulus einwirken. Dazu gehören biologische, physiologische Faktoren, psychosoziale und psychische Eigenschaften, sowie Überzeugungen und Persönlichkeitseigenschaften.
R – Reaktion	Beschreibt das problematische Verhalten, das auf den Stimulus nach der Verarbeitung im Organismus folgt. Das Problemverhalten lässt sich in vier Verhaltensebenen aufteilen: - Kognitive Reaktion: (subjektive Bewertung, Erwartungen) - Physiologische Reaktion: körperliche Begleiterscheinungen - Emotionale Reaktion: Empfindungen und Gefühle - Behaviorale Reaktion: Zeitpunkt, Dauer, Stabilität, Art und Intensität der Handlung
K – Kontingenz	Beschreibt die zeitliche Aufeinanderfolge des Verhaltens, die Häufigkeit mit der eine Konsequenz eintritt.
C – Konsequenz	Bezieht sich auf das Einsetzen einer Verstärkung oder Bestrafung als Folge eines Verhaltens. Konsequenzen können sich als positive / negative Verstärkung oder direkte/indirekte Bestrafung äußern.

2.2 Positive Verhaltensänderung anhand des SORKC-Schemas

Die Patientin gibt im Eingangsgespräch an, dass sie regelmäßige Mahlzeiten vernachlässigt und stattdessen oft auf Snacks zurückgreift. Außerdem versorgt sie sich vor der Arbeit beim Bäcker oder mit To-Go Optionen. Als „emotionale Esserin" neigt sie dazu unter Stress zu ungesunden Lebensmitteln zu greifen. Seit ihrer Beförderung zur Leitungsposition hat sich dieses Verhalten verstärkt. Die Patientin wünscht sich einen stressfreieren Alltag, eine Verbesserung ihrer Gesundheit, eine Gewichtsreduktion und eine Steigerung der körperlichen Aktivität. Ausgehend von der Ausgangssituation wird nun eine positive Verhaltensänderung erarbeitet.

Tab. 2: Verhaltensanalyse anhand des SORKC-Schemas (eigene Darstellung)

	Ausgangssituation	Positive Verhaltensänderung
Stimulus	- Lange Arbeitszeiten, hohe Stressbelastung im Beruf - Wenig Zeit für bewusstes Kochen und gesunde ausgewogene Mahlzeiten	- Schaffung von Zeitfenstern für die Zubereitung von gesunden, ausgewogenen Mahlzeiten - Essen zuhause zubereiten und den Bäcker auf dem Weg zur Arbeit vermeiden
Organismus	- Stressanfällig, Unzufrieden mit dem eigenen Körpergewicht - Veränderungsbereitschaft und Wunsch nach einem gesünderen Lebensstil	- Selbstwahrnehmung und Bewusstsein des eigenen Gesundheitszustandes steigern. Risiken visualisieren - Erwartungshaltung gegenüber des emotionalen Essens ändern. - Mehr auf das Hungergefühl achten, anstatt übersprungsartig zu handeln
Reaktion	- Kognitiv: Stressbedingte Verknüpfung von Essen mit kurzzeitiger Entspannung - Physiologie: Gewichtszunahme, Steigerung möglicher Gesundheitsrisiken - Emotional: zunehmendes Unwohlsein, Frustration, Verlangen nach Essen / Snacks. Kurzzeitiges Entspannungsgefühl / „Erlösung" vom Stress	- Reaktionen unterbrechen und abschwächen, Etablierung eines festen Essensplans und vollwertigen Mahlzeiten - Einbindung von aktiven Bewegungspausen z.B. in Form eines Spazierganges - Festlegung von kleinen Etappenzielen, um Motivation zur Gewichtsreduktion konstant hoch zu halten - Implementierung von Stressmanagement, wie Meditation oder Atemübungen

	- Behavioral: wenig Bewegung im Alltag, keine sportlichen Aktivitäten	
Kontingenz	- Intermittierende Verstärkung durch kurzfristige positive Effekte des ungesunden Essverhaltens	- Regelmäßige Verstärkung in Form von Selbstlob und Lob der Familie
Konsequenz	- Kurzfristig: durchgängige Verfügbarkeit und Stressabbau von und durch Essen - Langfristig: Gewichtszunahme, Steigende Gesundheitsrisiken	- Kurzfristig: positive Emotionen durch die Einhaltung und Umsetzung des Plans, sofortige Zufriedenheit - Langfristig: Gewichtsreduktion, verbessertes Wohlbefinden und Lebensgefühl, Verminderung von Gesundheitsrisiken, Stressabbau

Durch die Umsetzung von Maßnahmen, die eine positive Verhaltensänderung fördern, kann die Patientin langfristig abnehmen und ihr Wohlbefinden steigern. Eine schrittweise Umsetzung ist wichtig, um nachhaltige Ergebnisse zu erzielen und den langfristigen Erfolg zu sichern. Kleine Veränderungen wie die Zubereitung der Mahlzeiten zu Hause, die Unterstützung durch den Ehemann, die Integration von aktiven Bewegungspausen oder die Erstellung eines Mahlzeitenplans können eine Verhaltensänderung sicherstellen. Nachdem eine positive Verhaltensänderung erreicht wurde, wird im Folgenden die Stufe der Konsequenz näher betrachtet und erläutert.

2.3 Die Stufe der „Konsequenz"

Im SORKC-Schema bezieht sich die Stufe der „Konsequenz" auf die positiven oder negativen Folgen eines Verhaltens und spielt eine wichtige Rolle bei der Veränderung von Verhalten. Im Kontext der Ausgangssituation und der Ziele der Patientin, die eine Gewichtsreduktion und eine Steigerung der körperlichen Aktivität anstrebt, lassen sich die Konsequenzen in kurzfristige und langfristige Aspekte unterteilen.

Die Ausgangssituation beschreibt die aktuelle Lage der Patientin. Um Stress und Druck im Job zu reduzieren, neigt sie dazu, während ihrer Arbeitszeit viele kleine Mahlzeiten zu sich zu nehmen. Bei geringer bis keiner körperlicher Aktivität wird der Kalorienbedarf regelmäßig überschritten.

Eine konstante Gewichtszunahme ist das Resultat des Verhaltens. Die kurzfristige Konsequenz dieser Ausgangssituation ist ein kurzzeitiger Stressabbau durch den Verzehr von Nahrung. Die Patientin verspürt ein Entspannungsgefühl, das zu regelmäßiger Wiederholung dieses Verhaltens führt. Langfristig ist mit einer starken Gewichtszunahme zu rechnen, insbesondere aufgrund der familiären Vorgeschichte besteht ein erhöhtes Risiko für Herz-Kreislauf-Erkrankungen und weiteren gesundheitlichen Probleme.

Um eine langfristige und nachhaltige Verhaltensänderung zu erreichen, können bereits kleine Schritte ausschlaggebend sein. Ein Mahlzeiten- und Aktivitätsplan wird für die Patientin erstellt, um die Umsetzung in den Alltag zu erleichtern. Die Vorbereitung der Mahlzeiten sollte idealerweise am Abend oder am Morgen vor der Arbeit erfolgen, um den Kauf von Fertiggerichten oder Snacks zu vermeiden.

Unter Stress greift die Patientin gerne zu Snacks, die im Büro zur freien Verfügung stehen. Während einer stressigen Phase sollte sie stattdessen Obst verzehren. Atemübungen und eine kurze Meditation können helfen, den Drang zu minimieren. Die Patientin sollte sich bewusst machen, ob der Schokoriegel ihr beim Stressabbau und in Anbetracht ihrer Ziele weiterhilft. Stressreduzierende Aktivitäten in Form von aktiven Bewegungspausen während der Arbeit und Sporteinheiten außerhalb des Berufs werden in den Plan integriert, um eine Gewichtsreduktion effektiv umzusetzen. Eine positive Verstärkung bietet die soziale Komponente, nämlich die Familie. Unter Einhaltung eines Kaloriendefizits wird eine gemeinsame Mahlzeit mit der Familie als Belohnung für die erfolgreiche Umsetzung des Plans genossen.

Langfristig wird die konsequente Umsetzung des Plans zu einem gesunden Ernährungs- und Lebensstil führen. Die Einbindung von stressreduzierenden Aktivitäten wie Spaziergängen und Sport wird zur Gewichtsreduktion und Steigerung des Wohlbefindens beitragen. Gleichzeitig werden negative Verstärker wie Frustration, Trägheit, Stress, Unwohlsein und Lustlosigkeit immer weiter minimiert. Die implementierte Verhaltensänderung kann zu einem gesteigerten Selbstwertgefühl führen, das Risiko für Herz-Kreislauf-Erkrankungen verringern und den Energielevel steigern. Dies kann wiederum bei der Umsetzung beruflicher Tätigkeiten helfen.

3   Verhaltenstraining

Verhaltenstherapeutische Strategien spielen in der professionellen Adipositastherapie und im Bereich des Gewichtsmanagements eine wichtige Rolle. Maßnahmen der Verhaltensmodifikation zielen darauf ab, das Ernährungs- und Bewegungsverhalten von Menschen mit Adipositas zu optimieren (Ellrott & Thiel, 2015).

Bei der kognitiven Umstrukturierung geht es darum, dysfunktionale Denkmuster zu erkennen und zu verändern, dichotomes Denken abzubauen und an negativen Zuschreibungen zum Selbst- und Körperbild zu arbeiten. Dabei kann an drei Punkten angesetzt werden.

Zunächst muss sich die Patientin ihrer negativen Gedanken bewusst werden. Welchen „inneren Dialog" führt sie mit sich selbst, wenn der Stresspegel steigt und der Drang zum Essen unvermeidlich wird? Um das Handlungsbewusstsein zu schärfen, sollten die Gedanken zur Visualisierung schriftlich festgehalten werden. Der nächste Schritt ist die Auseinandersetzung mit diesen Gedanken. Die Patientin muss verstehen, dass ihr meist stressiger Alltag auch ohne die vielen kleinen Mahlzeiten zu bewältigen ist. Weg von „ich brauche jetzt die Schokolade zur Entspannung" hin zu „ich atme dreimal tief ein und aus, sammle mich kurz und dann geht es weiter". Das Einüben positiver kognitiver Reaktionen auf negative Gedanken ist für eine erfolgreiche Zielerreichung unerlässlich. Die Patientin muss sich immer wieder vor Augen führen, was ihr Ziel ist und vor allem, warum sie ihr Verhalten ändern möchte. Indem sie sich immer wieder bewusst macht, warum sie das Bedürfnis nach Essen hat und wie sie es ändern kann, wird sie mit der Zeit besser einschätzen können, ob sie wirklich Hunger hat oder ob es sich um eine Stressreaktion handelt (Becker & Zipfel, 2020).

Bei der Verstärkung eines neuen Verhaltens spielt die Belohnung eine wichtige Rolle. Ziel ist es, den eingesetzten Verstärker 'Nahrung' durch Alternativen zu ersetzen (Ellrott und Thiel, 2015). In den vorangegangenen Kapiteln wurden bereits Lösungsstrategien zur Umsetzung genannt. Die Patientin soll ihre Nahrungsaufnahme sowie ihre tägliche Bewegung protokollieren. Um die Dokumentation interessanter zu gestalten, kann die Einführung eines Punktesystems für jede gesunde Mahlzeit und jede Sporteinheit hilfreich sein. Bei Erreichen einer bestimmten Punktzahl gibt es eine Belohnung, z.B. einen Wellnesstag mit dem Partner.

Die Patientin erwähnte im Eingangsgespräch, dass sie sich vor der Schwangerschaft mit ihrem Körpergewicht am wohlsten gefühlt habe. Eine weitere Maßnahme wird die Auswahl eines Kleidungsstückes sein, in das die Patientin unbedingt wieder hineinpassen möchte. Sie äußert den Wunsch, in ihr Sommerkleid zu passen, das sie in einem Jahr auf der Hochzeit einer Freundin tragen möchte. Sie erhofft sich dadurch mehr Selbstvertrauen und Lob von Freunden und Bekannten Abschließend sollte eine Liste mit nicht-nahrhaften Belohnungen erstellt werden. Als Belohnung für jede Gewichtsabnahme von 5 kg kann die Patientin eine Massage, einen Einkaufsbummel, einen Kinobesuch oder Ähnliches wählen. Die Belohnungen sollten ausschließlich aus Aktivitäten bestehen, die sich die Patientin schon lange wünscht und für die sie am ehesten bereit ist, ihr Verhalten zu ändern. Um die Motivation möglichst hoch zu halten, wird eine Gewichtsabnahme von 20 kg mit einem Urlaub belohnt.

Schließlich werden präventive Maßnahmen zur Rückfallvermeidung in die Beratung integriert. Der Umgang mit Rückfällen wird als wesentlicher Bestandteil in jeden Beratungsprozess eingebunden, um die Rückfallwahrscheinlichkeit zu reduzieren (Ellrott & Thiel, 2015).

Die Rückfallprophylaxe sollte immer mit der Aufklärung über die Rückfallnorm beginnen. Der Patientin wird vermittelt, dass Rückfälle zum Veränderungsprozess gehören. Wichtig ist, dass diese nicht dramatisiert werden und ein Rückfall in alte Verhaltensmuster vermieden wird. Ein Rückfall wird definiert, wenn die Patientin mindestens einmal pro Woche das alte Verhalten zeigt, indem sie in einer Stresssituation zum emotionalen Essen neigt.

Als weitere Maßnahme soll die Patientin in der Beratung evaluieren, in welchen Situationen es ihr besonders schwerfällt, das neue Verhalten zu akzeptieren und umzusetzen. Durch die Auseinandersetzung mit den Umständen, die zu einem Rückfall führen können, kann die Patientin erkennen, in welchen Situationen sie besonders gefährdet ist. Mit diesem Hintergrundwissen kann sie sich besser auf derartige Situationen vorbereiten und diese effektiver bewältigen. Eine rein theoretische Auseinandersetzung mit Rückfällen reicht zur Bewältigung meist nicht aus, weshalb Problemlösungsstrategien erarbeitet werden. Neue bevorstehende Situationen, die als risikoreich empfunden werden, sollten im Vorfeld besprochen werden. Mit Hilfe des Beraters werden Strategien zur Rückfallprophylaxe entwickelt. Die präventiv erarbeiteten Maßnahmen helfen der Patientin später bei der selbständigen Umsetzung. Einzelne Rückfälle sind in der Regel nicht vermeidbar, sollten aber dazu genutzt werden, aus ihnen zu lernen, um das Risiko zukünftiger Rückfälle zu verringern.

4 Literaturrecherche

Im Folgenden werden drei Humanstudien hinsichtlich des Einflusses eines restriktiven Essverhaltens auf die Gewichtsreduktion analysiert. Um sicherzustellen, dass sich alle Studien auf die gleichen Rahmenbedingungen beziehen, erfolgte die Recherche anhand festgelegter Schlüsselwörter. Zu Beginn der Recherche wurden verschiedene Datenbanken bzw. Suchmaschinen für unterschiedliche Informationsquellen genutzt, darunter PubMed, Springer, Google Scholar und Google. Nach einem Überblick wurde schnell klar, dass sich die Suche nach qualifizierter Literatur im Rahmen der Thematik auf PubMed beschränken würde, da hier das Spektrum des aktuellen Wissensstandes ausreichend war. In der Suchleiste wurden die ausgewählten Suchbegriffe mit einem „and" verknüpft:

- Rigid diet and weight loss – 4 Ergebnisse
- Flexible diet and weight loss – 8 Ergebnisse
- Rigid and flexible diet and weight loss – 3 Ergebnisse

Zur Eingrenzung der Suche und zur Gewährleistung der Aktualität der Studien wurde ein Zeitraum von 2019 bis 2023 festgelegt. Um die Vollständigkeit der Studien sicherzustellen, wurde der Filter „Free full text" gesetzt. Ausgeschlossen wurden Studien, bei denen aus dem Titel ersichtlich war, dass es sich nicht um eine Gewichtsreduktion handelte oder bestimmte Krankheitsbilder eingeschlossen wurden.

Nachfolgend eine Darstellung der Ein- und Ausschlusskriterien:

Tab. 3: Ein- und Ausschlusskriterien (eigene Darstellung)

Einschlusskriterien	Ausschlusskriterien
Publikationszeitraum zwischen 2019 und 2023	Die Studien liegen außerhalb des Zeitraums
Autor(en) werden genannt	Der Autor / die Autoren / der Herausgeber sind nicht erkennbar
Der Artikeltyp ist Studiengerecht und ermöglicht eine spezifischere Suche	Der Artikeltyp der Studie (z.B. Zeitungsartikel, Bücher, Nachrichten)
Free full text	Kein Volltext vorhanden, nur Abstract
Eindeutiger Nachweis von Quellen und Textbelegen	Keine eindeutigen Textbelege bzw. Quellenangabe
Klare Formulieren der Forschungsfrage und der Untersuchungsmethode	Das Untersuchungsdesign ist nicht eindeutig
Studienpopulation / Teilnehmeranzahl	Keine Teilnehmer

Colin, Aguilar, Rogers und Campbell (2021) untersuchten die Auswirkungen einer flexiblen versus einer rigiden Diät auf die Körperzusammensetzung von krafttrainingsorientierten Personen während und nach einer Diätphase. Die Studienbedingungen sind in der Tabelle zusammengefasst. Das Hauptergebnis der Studie war, dass beide Diätformen gleichermaßen zum Fettabbau beitrugen. In der Phase nach der Diät zeigte die Gruppe mit dem flexiblen Essverhalten eine stärkere Zunahme der fettfreien Masse.

Tab. 4: Studienübersicht Conlin et al. (2021)

Titel	Flexible vs. rigid dieting in resistance-trained individuals seeking to optimize their physiques: A randomized controlles trail
Autor(en)	Conlin, Aguilar, Rogers & Campbell
Erscheinungsjahr	2021
Fragestellung	Welche Auswirkungen hat eine flexible bzw. eine rigide Diät auf die Körperzusammensetzung und den Stoffwechsel während einer Diätphase und einer Phase nach der Diät bei krafttrainingsorientierten Personen?
Zielsetzung	Vergleich einer flexiblen und rigiden Diät in Bezug auf den Gewichtsverlust und der anschließenden Gewichtszunahme bei Teilnehmern, die Krafttraining betreiben.
Stichprobe	Teilnehmeranzahl: n = 23 (mind. 1 Jahr Kraftsporterfahrung und mind. 2 Stunden/Woche Krafttraining) - Frauen: n = 13 - Männer: n = 10 - Alter: 25,6 ± 6,1 Jahre - Körpergröße: 170 ± 8,1 cm - Körpergewicht: 75,4 ± 10,3 kg
Untersuchungsdesign	- Randomisierte kontrollierte Studie - Parallel Gruppen - 20-wöchige-Intervention, 10-wöchige Diätphase und 10-wöchige Nach-Diätphase

	- Randomisierte Einteilung der Teilnehmer in flexible Diät (FLEX) oder rigide Diät (RIGID)- Gruppe mit Zuteilung von spezifischen Lebensmitteln - Teilnahme an Widerstands- und Aerobic-Trainingsprogramm während der Intervention - Besuch des Labors zu Beginn und nach 5, 10, 16 und 20 Wochen - Messung der primären (fettfreien Masse, Fettmasse und Körperfettanteil) und sekundären Variablen (Ruheumsatz und Essverhalten mit Hilfe des TFEQ (engl. three-factor eating questionnaire)) sowie individuelle Bestimmung des Kalorienbedarfs - In den ersten 10 Wochen wurde die tägliche Kalorienzufuhr um 20 % gesenkt, in den letzten 10 Wochen wurde ad-libitum gegessen
Hauptergebnisse	- Während der 10-wöchigen Diätphase konnte bei beiden Gruppen eine Gewichtsreduktion festgestellt werden. - Während der Diätphase gab es zwischen den Gruppen keinen signifikanten Unterschied, beide Diätbedingungen führten zu Gewichts- und Fettabbau und zur Aufrechterhaltung von fettfreier Masse - In der Ad-libitum-Phase konnte in der FLEX-Gruppe ein signifikanter Anstieg der fettfreien Masse im Vergleich zur RIGID-Gruppe festgestellt werden
Eigene kritische Würdigung (Schlussfolgerung)	Die Ergebnisse der Studie zeigen, dass eine flexible und eine rigide Diät gleichermaßen zum Fettabbau beitragen. Ausschließlich zu beobachten ist jedoch eine Steigerung der fettfreien Masse der flexiblen Diät in der Nach-Diätphase. Um eine aussagekräftigeres Ergebnis erzielen zu können, sollte die Studie auch an Übergewichtigen und Adipösen Personen durchgeführt werden. Gerade Personen, die an Übergewicht leiden, haben oftmals Probleme bei der Umsetzung von Diäten. Derartige Erkenntnisse könnten bei der Prävention und der Behandlung von Adipositas helfen.

In der folgenden Studie von Mason et al. (2019) wurde untersucht, wie sich separate und kombinierte Maßnahmen zur Gewichtsreduktion auf das Essverhalten von postmenopausalen Frauen auswirken und wie das Essverhalten zu Beginn der Studie auf die Einhaltung der Diät Einfluss nimmt. Die Einzelheiten der Studie sind in der Tabelle zusammengefasst. Bei allen Interventionstypen wurde eine Gewichtsreduktion beobachtet. Der signifikanteste Unterschied wurde jedoch in der Gruppe mit der Diätintervention erzielt.

Tab. 5: Studienübersicht Mason et al. (2019)

Titel	Eating behaviors and weight loss outcomes in a 12-month randomized trial of diet and/or exercise intervention in post-menopausal women
Autor(en)	Mason, Tapsoba, Duggan, Wang, Alfano, McTienan
Erscheinungsjahr	2019
Fragestellung	Hat das Essverhalten Auswirkungen auf die Intervention oder hat die Intervention Auswirkungen auf das Essverhalten von postmenopausalen Frauen?
Zielsetzung	Ziel der Studie ist die Bewertung der Auswirkungen von separaten und kombinierten Maßnahmen zur Gewichtsreduktion durch eine Diät und / oder körperlicher Aktivität auf das Essverhalten und die Auswirkungen des Essverhaltens zu Beginn der Studie auf die Einhaltung der Diät und / oder sportlicher Aktivität bei postmenopausalen Frauen.
Stichprobe	- Teilnehmeranzahl: 439 Frauen (BMI $\geq$ 25 kg/m²) - Randomisierte Einteilung in vier Gruppen - Alter zwischen 50 und 75 Jahren - Unter 100 min/Woche an mäßiger körperlicher Aktivität 1. 10% Gewichtsabnahme (Diät): n = 118 2. mäßige bis intensive aerobe Bewegung für 225 Minuten/Woche (Bewegung) n = 117 3. Gewichtsabnahme über Diät und Bewegung (Diät + Bewegung) n = 117 4. Kontrollgruppe ohne Änderung des Lebensstils n = 87
Untersuchungsdesign	- 12 – Monate randomisierte Kontrollstudie - 1200 – 2000 kcal / Tag auf Grundlage des Ausgangsgewichts - - 30 % Kalorien aus Fett und 10 % Gewichtsabnahme innerhalb von sechs Monaten - TFEQ-Fragebogen wurde zur Ermittlung des Essverhaltens verwendet: zurückhaltendes Essen, unkontrolliertes Essen und emotionales Essen - Einzel- und Gruppensitzung zur Gewichtsabnahme inkl. Zielsetzung, Selbstkontrolle, Bewältigungs- und Problemlösestrategien - Kontrolle des Essens per Protokoll wöchentliches Wiegen und Teilnahme an den Sitzungen / Sportprogrammen wurden zur Messung der Studientreue verfolgt - Ermittlung des Essverhaltens und zu Beginn und nach 12 Monaten der Studie
Hauptergebnisse	- Hohes Maß an Esssucht zu Beginn der Studie war mit einer höheren Reduktion von Gewicht, Taillenumfang, Körperfett und Magermasse zu Ende der Studie verbunden - Bei Frauen mit Diätintervention kam es zur signifikanten Verringerung von Essanfällen und einer Zunahme des kontrollierten Essens im Vergleich zur Kontrollgruppe

	- Frauen mit der Bewegungsintervention weißen im Vergleich zur Kontrollgruppe keinen Veränderung des Essverhaltens auf - Frauen mit Diät- und Bewegungsintervention berichten über weniger unkontrolliertes Essen und einen Anstieg des kontrollierten Essens im Vergleich zur Kontrollgruppe - Eine Gewichtsabnahme ist bei jedem Interventionstyp zu verzeichnen, jedoch zeigt die reine Diätintervention die signifikantesten Unterschiede
Eigene kritische Würdigung (Schlussfolgerung)	Hervorzuheben ist, dass die vorliegende Studie eine große Stichprobenpopulation über einen langen Zeitraum testete. Auch die Ergebnisse zeigen deutlich, dass eine Gewichtsabnahme mit jedem Interventionstyp möglich ist. Offen blieb allerdings, wie Veränderungen des Essverhaltens im Laufe der Zeit anhalten, ob eine Aufrechterhaltung des Gewichtsverlusts bestehen bleibt und ob sich eventuell andere, neue Verhaltensweisen entwickeln.

Die letzte Studie von Papini et al. (2022) untersucht und analysiert den Einfluss des TEFQ zu Beginn und nach der Intervention auf die Gewichtsabnahme und die Aufrechterhaltung des Gewichts im Rahmen einer Verhaltensintervention bei Erwachsenen mit Übergewicht und Adipositas. Die Ergebnisse der Studie sind in der Tabelle zusammengefasst.

89% der Teilnehmenden haben Gewicht verloren. Es wird jedoch darauf hingewiesen, dass mit anderen Methoden eine höhere Gewichtsabnahme erreicht werden kann.

Tab. 6: Studienübersicht Papini et al. (2022)

Titel	Examination of three-factor eating questionnaire subscale scores on weight loss and weight loss maintenance in a clinical intervention
Autor(en)	Papini, Foster, Lopez, Ptomey, Herrmann & Donelly
Erscheinungsjahr	2022
Fragestellung	Könnte die Studie den Einfluss des TFEQ zu Beginn und nach der Intervention (nach 6 Monaten) auf die erfolgreiche Gewichtsabnahme und die Aufrechterhaltung des Gewichts im Rahmen einer 18-monatigen Verhaltensintervention zur Gewichtskontrolle bei Erwachsenen mit Übergewicht und Adipositas untersuchen?
Zielsetzung	Ziel der Studie ist die Untersuchung der TFEQ-Werte in Hinblick auf eine Gewichtsabnahme und der Aufrechterhaltung im Rahmen einer klinischen Intervention bei Erwachsenen mit Adipositas
Stichprobe	- Studiendauer 18 Monate, davon 6 Monate Gewichtsabnahme und 12 Monate Aufrechterhaltung - Teilnehmeranzahl: n = 287 - Männer: n = 103 - Frauen: n = 184

	- Alter: zwischen 18 und 65 Jahre
	- BMI: zwischen 25 und 39,9 kg/m²
Untersuchungsdesign	- Sekundäranalyse mit Daten aus einer randomisierten Kontroll-Äquivalenzstudie von 2008-2011
	- TFEQ und Gewicht wurden bei Studienbeginn, nach 6 und 18 Monaten ermittelt
	- In den ersten sechs Monaten sollten 5 % des Körpergewichts verloren werden
	- Untersuchung des Essverhaltens (flexibel oder rigid)
	- Teilnahme an einem verhaltenstherapeutischen Programm zur Gewichtsreduktion
	- 60-Minütige Gruppensitzungen, die entweder persönlich oder per Telefon abgehalten wurden
	- Treffen fanden in der Phase der Gewichtsabnahme (0-6 M) wöchentlich statt, in den Monaten 7-9 zweimal pro Monat, in den Monaten 10-12 einmal pro Monat und in den Monaten 13-18 einmal jeden zweiten Monat
	- Vorgabe von festen portionsgerechten Mahlzeiten
	- Selbstauskünfte der Teilnehmer über Ernährung- und Bewegungsprotokoll während der Intervention
Hauptergebnisse	Nach sechs Monaten hatten 89% der Teilnehmer 5% ihres Körpergewichts verloren. Bei der 18-monatigen Nachuntersuchung konnten 139 Teilnehmer ihren Gewichtsverlust beibehalten. Die Variablen, die in das Modell zur Untersuchung des 5%igen Gewichtsverlusts nach 6 Monaten einbezogen wurden, machten 7% der Varianz des Ergebnisses und 11% der Varianz der Aufrechterhaltung des Gewichtsverlusts nach 18 Monaten aus. Das Gewichtsmanagement wird von vielen Faktoren des TFEQ beeinflusst. Es ist jedoch wichtig, das Verständnis für das Essverhalten und die Entscheidungsfindung auf individueller Ebene zu berücksichtigen. Die Studie zeigt, dass in anderen Interventionen mit ähnlichen Messmethoden ein höherer Gewichtsverlust erzielt wurde als mit der TEFQ-Variante.
Eigene kritische Würdigung (Schlussfolgerung)	Hervorzuheben ist die lange Dauer der Nachbeobachtung, die Stichprobengröße und die ausschließliche Nutzung des TEFQ. Allerdings ist zu bemängeln, dass lediglich der BMI als Hauptvariable herangezogen wurde und andere Ergebnisvariablen wie Lebensumstände, aktueller Gesundheitsstatus oder Körpergröße nicht berücksichtigt wurden. Zudem wurde das individuelle Essverhalten der Teilnehmer nicht spezifiziert, weshalb unklar bleibt, wie der erfolgreiche Gewichtsverlust erreicht wurde.

5 Literaturverzeichnis

Becker, S. & Zipfel, S. (2020). Verhaltenstherapie bei Adipositas. *CME, 17* (10), 55-61

Caspar, F. & Pjanic, I., Westermann, S. (2018). *Klinische Psychologie.* Wiesbaden: Springer VS

Conlin, L. A., Aguilar, D. T., Rogers, G. E., & Campbell, B. I. (2021) (2021). Flexible vs. rigid dieting in resistancetrained individuals seeking to optimize their physiques: A randomized controlled trial. *Journal oft the International Society of Sports Nutrition, 18* (1), 52.

Ellrott, T. & Thiel, M. (2015). Verhaltenstherapeutische Strategien in der Adipositastherapie. *Adipositas – Ursachen, Folgeerkrankungen, Therapie, 09* (04), 221-231.

Kanfer, F.H. & Saslow, G. (1965). Behavioral analysis: An alternative to diagnostic classification. *Archives of General Psychiatry, 12* (6), 529-538.

Mason, C., de Dieu Tapsoba, J., Duggan, C., Wang, C. Y., Alfano, C. M., & McTiernan, A. (2019). Eating behaviors and weight loss outcomes in a 12-month randomized trial of diet and/or exercise intervention in postmenopausal women. *The international journal of behavioral nutrition and physical activity, 16* (1), 113.

Papini, N. M., Foster, R. N. S., Lopez, N. V., Ptomey, L. T., Herrmann, S. D., & Donnelly, J. E. (2022). Examination of three-factor eating questionnaire subscale scores on weight loss and weight loss maintenance in a clinical intervention. *BMC psychology, 10* (1), 101

Stromberg, C. & Zickenheiner, K. (2021). *Emotionale Regulation bei psychischen Störungen: Praxis der Verhaltenstherapie schematherapeutisch erweitert.* Berlin: Springer

World Health Organization. (2000). *Obesity: preventing and managing the global epidemic: report of a WHO consultation.* Zugriff am 14.02.2024. Verfügbar unter https://apps.who.int/iris/handle/10665/42330

6   Tabellenverzeichnis

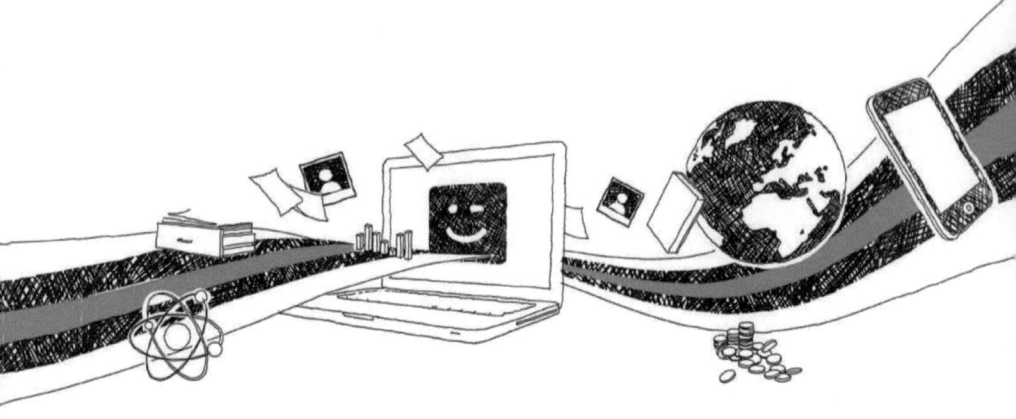
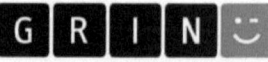